Alegría
en el andar

Psicoterapia que cura
el trauma corporal

Alegría en el andar

Psicoterapia que cura el trauma corporal

Leticia Medellín Fuentes

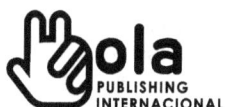

ola PUBLISHING INTERNACIONAL

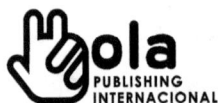

Hola Publishing Internacional
Eugenio Sue 79, int. 4, Col. Polanco
Miguel Hidalgo, C.P. 11550
Ciudad de México, México

Primera edición, febrero 2025
ISBN: 978-1-63765-739-3
Número de control de la Biblioteca del Congreso: 2025900085

Hola Publishing Internacional es una editorial híbrida comprometida a ayudar a autores de todo tipo a alcanzar sus metas de publicación, ofreciendo una amplia variedad de servicios. No publicamos contenido que sea política, religiosa o socialmente irrespetuoso, ni material sexualmente explícito. Si estás interesado en publicar un libro, visita www.holapublishing.com para más detalles.

Dedico este libro a todos y a cada uno
de los pies que me prestaron.

Todo, todo, está ya bajo el sol.
Todo existe, todo está escrito,
sólo hace falta recordar.

Índice

Introducción

E ste libro es un espacio para reflexionar acerca de lo grandiosos que son los pies: nos llevan y nos traen, nos cargan, nos invitan a bailar y guían nuestros pasos hacia el conocimiento y hacia el éxito.

Los pies también viven diferentes etapas de vida. A veces se muestran torpes y caemos sin saber por qué; a veces nos golpeamos contra los muebles o nos machucamos un dedo, casi siempre el gordo; a veces son contradictorios y nos llevan hacia lugares que nos hacen dudar, angustiarnos, o incluso nos dan miedo y nos hacen sentir indefensos.

En estas páginas encontrarás más de un par de analogías que nos ayudan a comprender la historia de los pies que, de paso, es también nuestra historia. Aquí se documenta la vida del pie, sus cambios, sus humores, etc. Puede sonar raro, pero para aquellos que buscan la felicidad y la salud, mirarse los pies y reflexionar acerca de ellos es importante, incluso esencial.

Hay terapeutas que se dedican a analizar el iris (iridología), otros que observan los oídos o las palmas de las manos, incluso los médicos tienden a especializarse en una sola parte del cuerpo. En mi caso, mi terapia se centra en los pies. Utilizando la psicología, las plantas medicinales, el masaje y la reflexología, podemos hacer a los pies hablar. A través de ellos pueden expresarse nuestros malestares; en ellos se guarda la experiencia, la información, los traumas.

Un pie en un estado balanceado no debe sufrir ni de frío ni de calor, no debe oler ni darnos molestias con callos o juanetes, ojos de pescado, espolones, resequedad, etc. La falta de balance en nuestros pies refleja directamente una falta de balance en nuestra vida como total. Cada parte del pie está conectada a alguna parte del cuerpo a través de los nervios, es decir, los pies recorren todo el cuerpo humano, desde los pies hasta la cabeza.

Este es un libro que nos pone frente a frente con nuestra salud integral a través de una de las grandiosas partes que la componen.

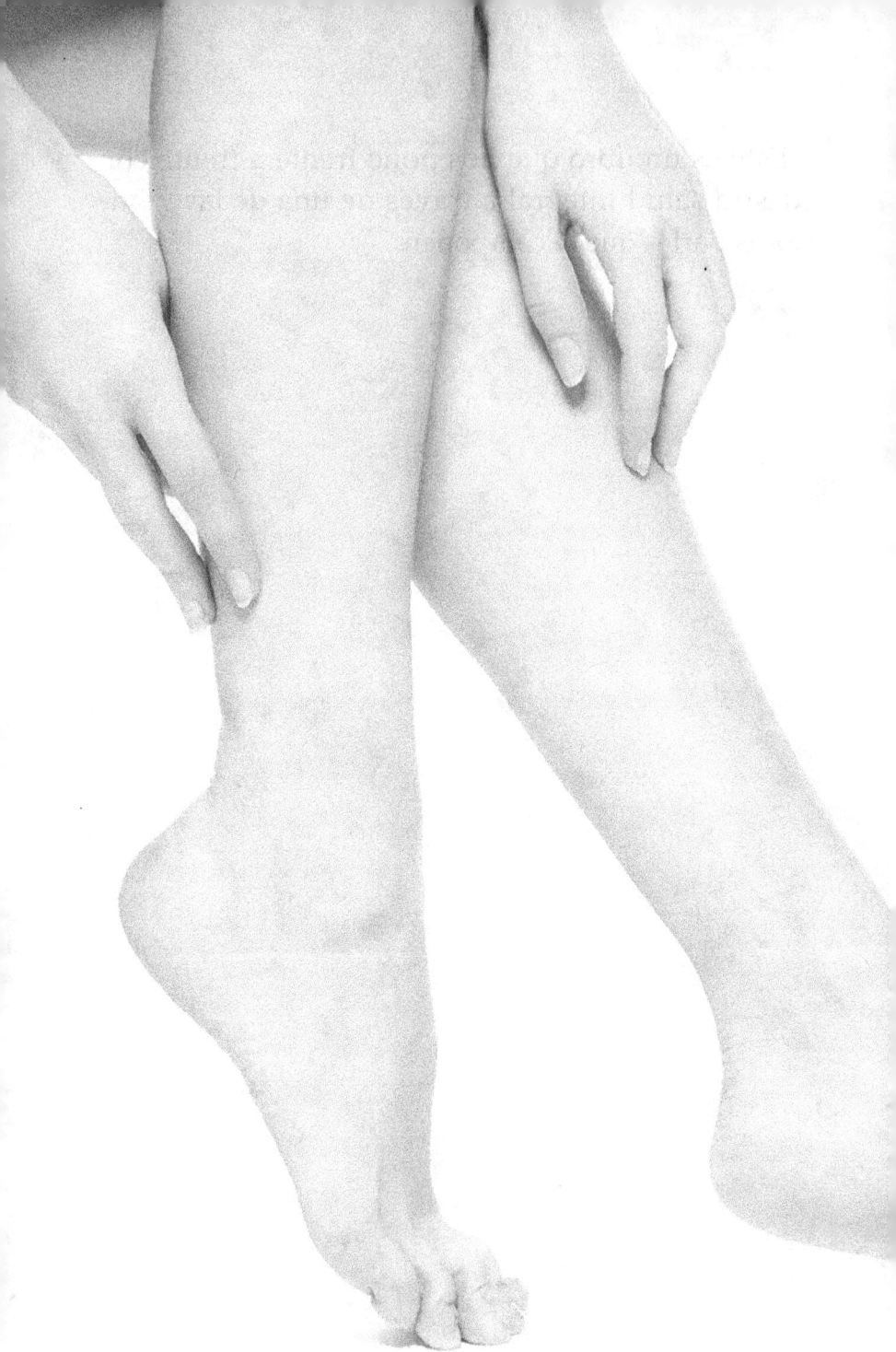

PSICOTERAPIA

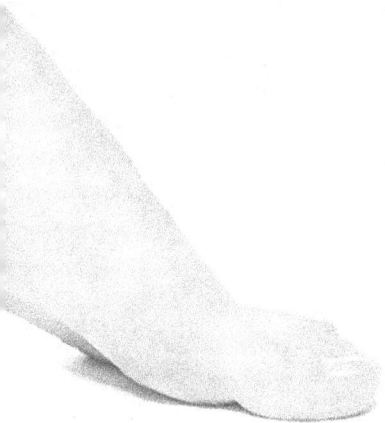

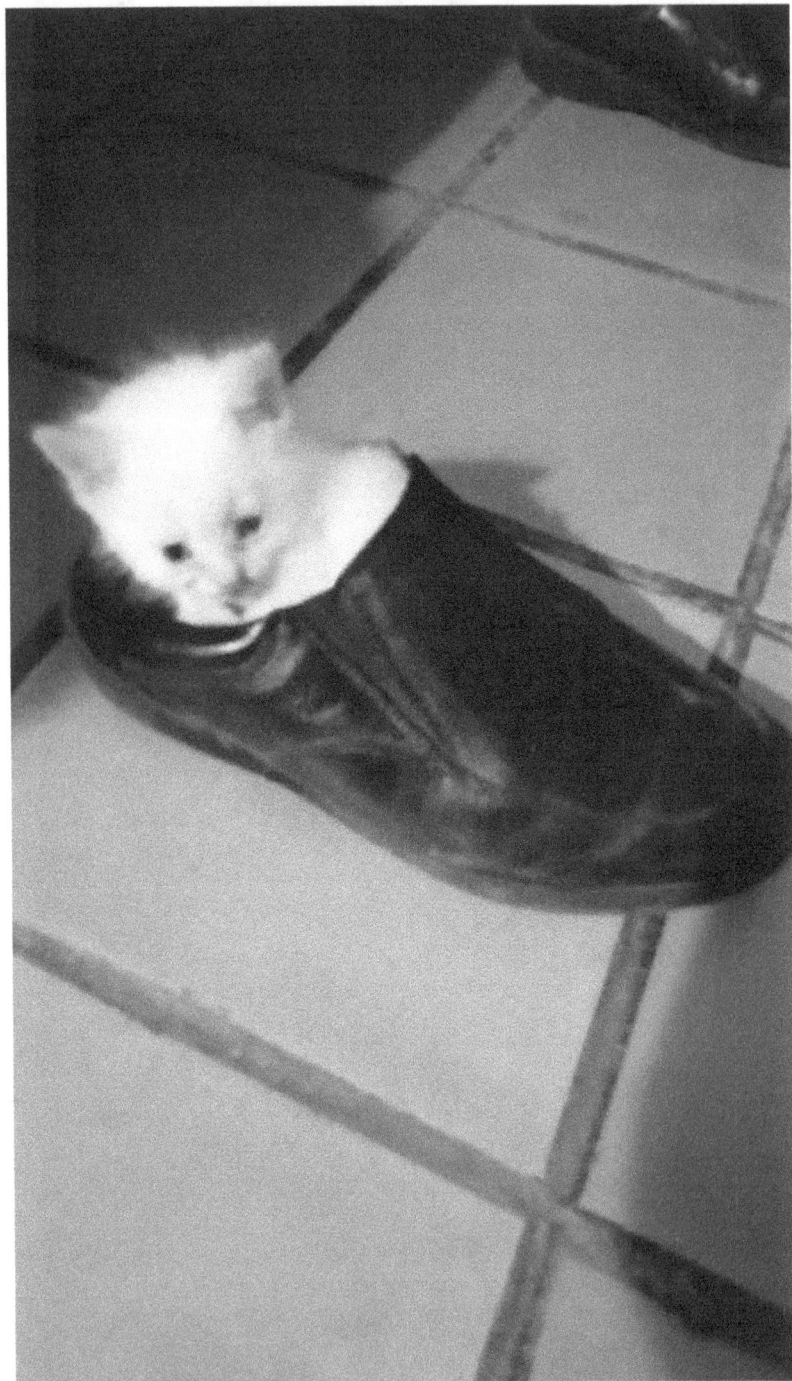

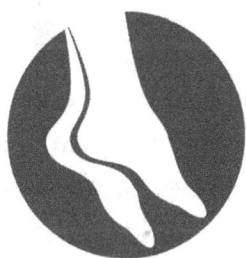

Los zapatos

A través de la historia hemos mantenido la creencia de que los zapatos son responsables del estado de nuestros pies. Utilizamos calzado para protegerlos, e incluso hemos creado específicos tipos de calzado para cada situación. Por esta razón, la gran mayoría, al sentir algún malestar en los pies, le echa la culpa a los zapatos. Como dice José María Anat Amer en su libro *La apasionante Historia del Calzado*, "Se supone que el calzado como elemento de protección para los pies es tan antiguo como la humanidad, es decir, desde que el hombre camina erecto debió proteger sus pies de las inclemencias del tiempo, y así como pieles de animales enlazadas o sujetas de a las piernas, el homo sapiens calzó lo que más tarde se conocería como zapato".

Partamos de una analogía hecha desde el cuento de la Cenicienta:

Mientras el príncipe le pone a la Cenicienta la zapatilla de cristal, las hermanastras la observan, incrédulas, pues aunque la Cenicienta no sienta desprecio por sus hermanastras, para ellas sí hay una rivalidad con ella. En esta escena el pie es actor principal, pues es alrededor y a causa de este que la Cenicienta llega al desenlace de su historia. Pero eso no quiere decir que la zapatilla no sea también esencial.

Es decir, si la Cenicienta hubiera regresado por su zapatilla, no habría historia, ella no sería la Cenicienta, una princesa. Lo cual ejemplifica cómo el acto de desnudar el pie nos lleva a alcanzar nuestras metas. Pero, para ello, el pie debe de estar sano y para que el pie esté sano necesita de zapatos. Incluso para ser desnudado necesita primero estar enfundado en la zapatilla. Hay una frase popular que afirma que "sin duda sería muy difícil llenar los zapatos de la Cenicienta".

Con esto también entendemos que el zapato es esencial, pues es una herramienta que nos lleva a nuestros objetivos. En el caso de la Cenicienta, la zapatilla es la pieza que debe embonar con el pie.

Por ende, el zapato y el pie están siempre conectados, cambiando el uno con el otro, sea para bien o para mal.

Nuestros pies no tienen raíces, al contrario, están hechos para moverse. Si bien caminar ya no es considerado como un medio principal de transporte, a causa de las prácticas occidentales, los pies no dejan de necesitarse para todo y cualquier trayecto. No estamos hablando de trayectos grandiosos, pues incluso para alcanzar el más pequeño triunfo, como sería una actividad de recreación, se usan los pies. Y estos pequeños triunfos se convierten en triunfos grandiosos, pues nos llevan al contacto con la naturaleza y nos animan a que nuestros trayectos sean cada vez más largos. Es decir, el senderismo, la peregrinación, las excursiones, el famoso *hiking*, y de aquí deriva el encuentro con la tranquilidad, con el silencio, con uno mismo.

En su *Elogio del caminar*, David Le Breton dice que "el caminar es una apertura al mundo. Restituye en el hombre el feliz sentimiento de su existencia. Lo sumerge en una forma activa de meditación que requiere una sensorialidad plena".

Los pies, entonces, los usamos para llegar de un lado a otro, tanto literal como simbólicamente. Y, como nos dice el título de este libro, los pies no los debemos de tener guardados o tener vergüenza de ellos, pues eso nos lleva a sentirnos atados. A pesar de que los zapatos son una herramienta esencial, también necesitamos que nuestros pies estén libres para andar hacia nuestros sueños; necesitamos pies felices que tengan memoria del pasado por haber andado lo caminado.

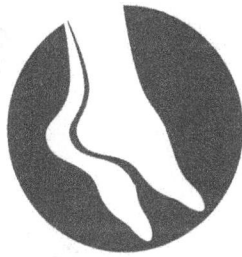

El lenguaje
de los pies

De acuerdo a Patricia Aguilar Aks Tzivah en su libro *Lenguaje corporal*, los pies hablan, se expresan. Por ejemplo, golpetear con el pie mientras uno está sentado es un gesto que puede ser tanto consciente como inconsciente. Por lo general transmite enojo e impaciencia.

Otro gesto significativo de los pies es la posición en la cual los colocamos. Si estando sentados echamos los pies para atrás, quiere decir que estamos pensando o viviendo en el pasado; si se les está cruzando se puede leer una actitud defensiva o la existencia de pensamientos negativos.

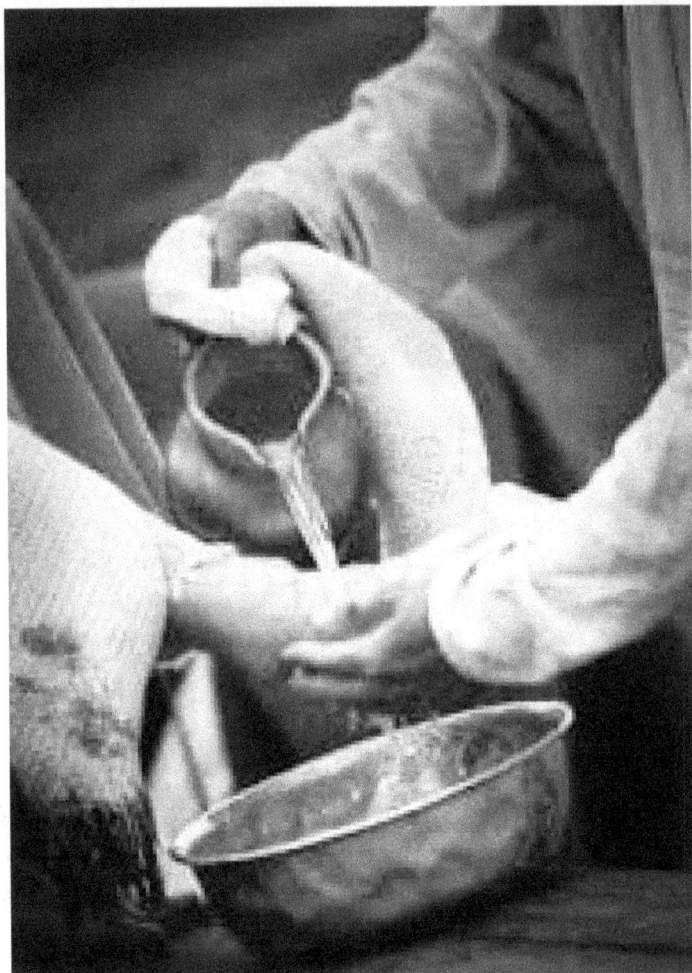

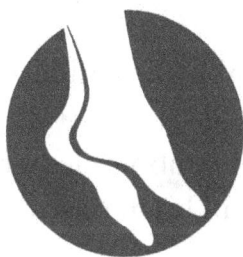

El arte de lavar los pies

Echó agua en un recipiente y se puso a lavar los pies de los discípulos; y luego se los secaba con la toalla que se había atado.

Cuando llegó a Simón Pedro, éste le dijo: '¿Tú, Señor, me vas a lavar los pies a mí?'

Jesús le contestó: 'Tú no puedes comprender ahora lo que estoy haciendo. Lo comprenderás más tarde.'

Pedro replicó: 'Jamás me lavarás los pies
' Jesús le respondió: 'Si no te lavo, no
podrás tener parte conmigo.'

Juan 13:5-8

Se dice que en Siberia también, cuando llegaban los invitados a las casas, se les recibía lavándoles los pies. Este era un símbolo de hermandad y bienvenida, y presagiaba un buen descanso.

Cuando lavamos los pies trabajamos con toda y cualquier clase de sufrimiento emocional, bloqueo en los estudios, vergüenzas o inseguridades que nos afectan en la vida cotidiana. También con dudas, miedos, etc. Es igualmente importante trabajar de esta manera con personas que van a entrar en quirófanos, hospitales. Esto mitigará los miedos y facilitará el proceso de recuperación.

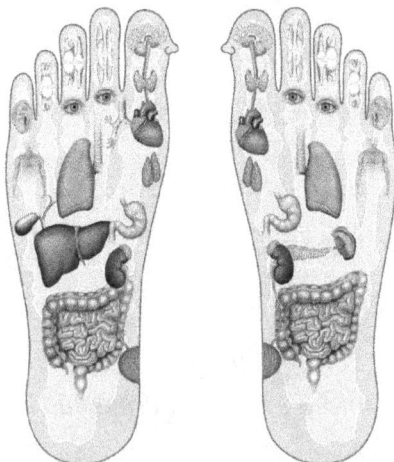

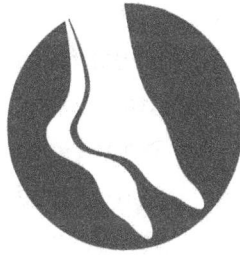

Reflexología

La reflexología es el método de dar masaje a uno mismo o a alguien más. Paul Emilson Becket nos comparte, en su libro La salud a tus pies, que "La reflexología de los pies como método de auto curación utiliza el conocimiento de ciertas zonas y puntos fácilmente localizables sobre la superficie de estos puntos que 'reflejan' o 'reproducen a escala' prácticamente todos los órganos y partes de nuestro cuerpo, permitiéndonos incidir sobre ellos mediante distintas formas de masaje de esos puntos y zonas".

Así pues, el masaje es una forma de contacto destinada a transmitir la intención de recuperar la salud y restablecer el equilibrio en el cuerpo. Podemos pensar al masaje como un intercambio de intenciones positivas, es decir, sanadoras, por lo tanto es el fruto de una actitud amorosa.

El Reiki, como lo dice Melissa Tipton, en su libro *Sánate a ti mismo y transforma tu vida*, "es un método de sanación eficaz que evita la transferencia de basura energética de una persona a otra. Durante el trabajo con la energía, es posible que el practicante o el receptor transfiera energía a la otra persona de forma tal que no sea sano para una o las dos partes. Puede resultar familiar que terapeutas masajistas 'reciban' los achaques y dolores de sus clientes o que lectores intuitivos sientan las emociones de sus clientes mucho después de que la sesión haya terminado".

El término "Reiki" proviene de una palabra japonesa que refiere a la "energía universal" de la cual surge la vida. Pero antes de entender en sí la palabra o la técnica como tal, debemos comprender que todos los cuerpos vivientes, tanto humanos como animales y plantas, irradian calor y energía.

Qué relación guardan los órganos o cómo reaccionan los órganos internos al producirse un daño o haber un malestar. De acuerdo a Samuel Aun Weor, en su *Tratado de medicina oculta y magia práctica*, "Si arrojamos piedras al agua, se producirán ondas necesariamente. Esas ondas son la reacción del agua contra las piedras. Si alguien nos lanza una palabra ofensiva, sentimos ira. Esa ira es la reacción contra la palabra ofensiva y la consecuencia puede ser una indigestión o un dolor de cabeza, o simplemente pérdida de energías, causa de alguna enfermedad futura".

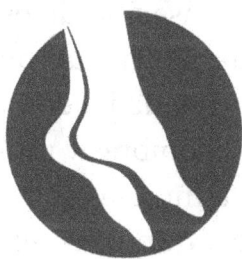

El temazcal

El temazcal, o baño prehispánico, es un ritual que los antiguos guerreros usaban con fines terapéuticos. Su finalidad es hacer que se relaje el cuerpo y se dé la circulación sanguínea. En el ritual se utilizan piedras volcánica puestas a calentar, se agrega agua, copal, y se utilizan hierbas curativas para liberar toda impureza.

También lo llaman o lo conocen como baño de vapor, y en ese sentido podemos decir que simula el vientre de la madre tierra. Estando dentro se puede dar un masaje con sábila en los pies, el cuerpo, la cara, etc.

De preferencia uno tiene que entrar en ayunas o habiendo ingerido pocos alimentos. La finalidad de esto es evitar la sensación de estómago pesado o el vómito. Antes de pasar hay que dejar cadenas, anillos, o cualquier tipo de joyería afuera. Se pueden hacer rondas mixtas, hombres y mujeres, o temazcales familiares. Si es para mujeres solas u hombres solos, se puede entrar desnudo o, en el caso de la mujer, sólo con una falda. Las mujeres no deben entrar mientras estén en su ciclo menstrual.

Cuando el temazcal sea exclusivo de hombres u solo mujeres podemos hacer una metáfora del acto sexual de la unión de la dualidad de lo masculino y femenino de aquello que permite la naturaleza la continuidad de la vida.

Algunos de los beneficios del temazcal son que:

- Tonifica la piel
- Alivia los cólicos
- Problemas menstruales
- Reduce los quistes en los ovarios
- Limpia las vías respiratorias
- Beneficia la circulación sanguínea
- Relaja el sistema nervioso

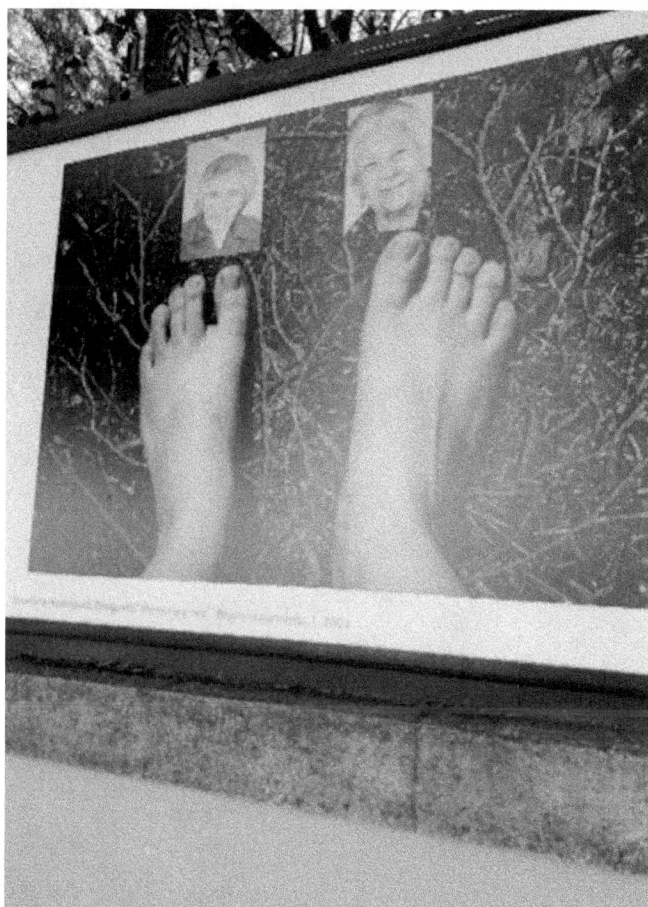

"Memoria y raíz" de Jocelyne Rodríguez Droguet
para la exposición urbana *Brujas curanderas 1,* 2021

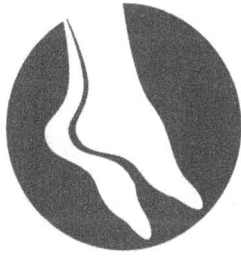

Plantas medicinales

Para el trabajo y tratamiento de unos pies sanos y saludables se puede recurrir a las plantas medicinales. Como lo describe Samuel Aun Weor en su libro *Tratado de medicina oculta y magia práctica*, "Cada elemental de la naturaleza representa determinados poderes de la bendita Diosa madre del mundo y solo puede ser realmente mago y médico aquel que sabe manejar los poderes de la naturaleza encerrados en cada hierba, en cada raíz, en cada árbol".

¿Y por qué utilizar plantas medicinales?

La historia nos confirma que, de forma oral, las abuelitas fueron transmitiendo recetas caseras para calmar dolores o enfermedades de forma casera, utilizando tes de hojas o corteza de árbol, hierbas y raíces. De acuerdo a Lía Campos en su libro diccionario de *Plantas medicinales*:

> *La fuerza que caracteriza a muchos vegetales está dada por los principios activos que contienen, entendiendo como tales a las sustancias que ejercen un determinado efecto farmacológico. De esa manera, por ejemplo, las plantas ricas en taninos tienen la capacidad de astringir (secar), por lo que son aconsejables en caso de diarreas y de hemorragias; las que contienen saponinas poseen efecto expectorante y diurético, y aquellas que con una dosis importante de mucilagos lubrican y protegen las diversas mucosas del organismo. Algunos otros principios activos muy frecuentes en las plantas medicinales son, entre otros, las vitaminas, los minerales, los alcaloides, los ácidos orgánicos. Cada uno de ellos posee un cierto abanico de efectos y, por lo tanto, resulta útil para un determinado conjunto de dolencias y/o síntomas.*

Sólo por mencionar algunas plantas: el árnica sirve para desinflamar, la caléndula ayuda a cicatrizar, la ruda a atender pospartos y cólicos premuéstrales, el manrubio para problemas digestivos; los toronjiles morado, azul y blanco para problemas digestivos y respiratorios ocasionados por el sistema nervioso; el fresno para dolores musculares y artríticos; y el romero es un tónico cardiaco que estimula la circulación.

Por ejemplo, la diabetes se cura eliminando de la psique la ira y las emociones inferiores: ansiedades, preocupaciones, angustias, miedo y actos de violencia. Estos defectos psicológicos alteran el sistema nervioso. Un sistema nervioso alterado destruye el páncreas y produce diabetes.

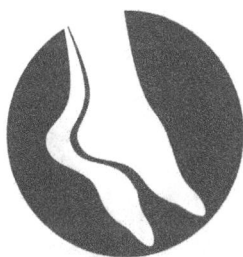

La salud

A quienes les duelen los pies les duele todo.
Sócrates

Manuel Lezaeta Acharan, en su libro *La medicina natural al alcance de todos* nos dice que "La medicina, cualquiera que sea su nombre, siempre actúa sobre dos fundamentos convencionales: la patología, que es el estudio de las enfermedades, la terapéutica, que enseña los procedimientos para combatir dichas enfermedades". El autor atribuye el fracaso de la medicina tradicional a estos dos preceptos, pues estos funcionan sobre la enfermedad, es decir, al fenómeno negativo.

Si a la hora de sanar no centramos en un fenómeno positivo, los resultados serán otros. Es decir, la medicina tiene que enfocarse en la salud, en cultivar la salud.

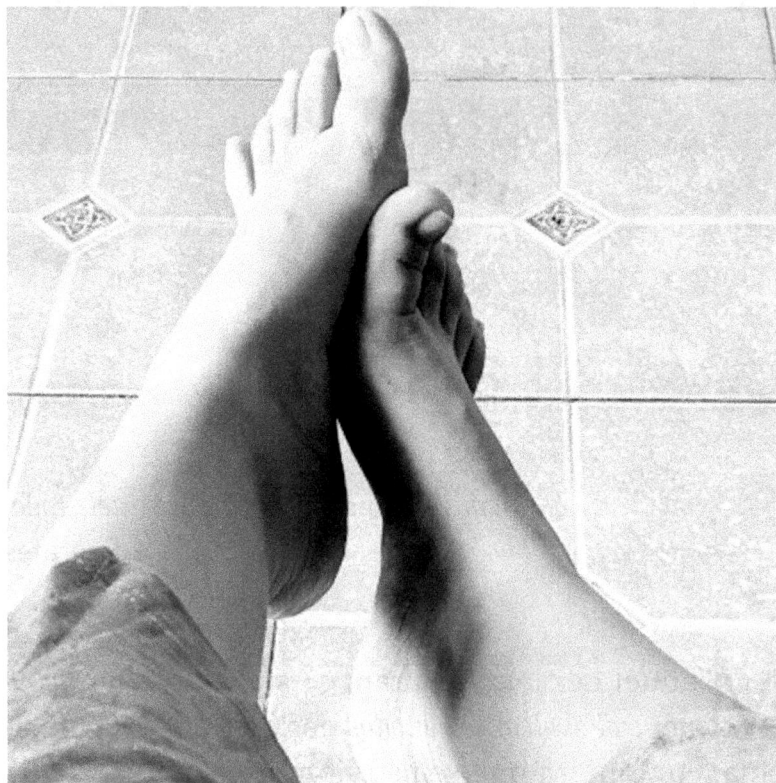

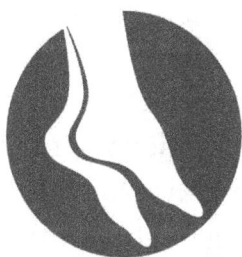

Lo que nos pasa siempre tiene una razón

B asándome en estos métodos de medicina alternativa, empecé a pedir prestado los pies de mis amistades para estudiarlos y trabajar la psicoterapia.

Observé que algunos pies estaban fríos, otros tenían un color amoratado, o estaban muy calientes y de color rojo. Más que nada, escuché expresiones como, "mis patas", "tengo pies de chichicuilote", "mis pies me dan vergüenza, tanto que si voy a nadar no me quito las calcetas".

Otra frase muy escuchada: "No andes con los pies descalzos porque por el frío del suelo entra la enfermedad".

Este tipo de frases, ligadas al estado de los pies de cada uno de mis pacientes, me hizo ver que a los pacientes hay que tratarlos como un todo, no en partes como si los pies estuvieran separado o correspondieran a otra persona. Como lo dice James I. Kepner en *La persona como un todo*, tendemos a ver a la persona entera como un conjunto de partes: "Desde una perceptiva dualista tradicional, definimos a la 'persona' como un conjunto de partes reunidas: un cuerpo que es en sí mismo una acumulación de partes (por ejemplo, yo, ello, superyó, o autoconcepto, persona, etc.), como un juego de cajas chinas que contiene unas a otras, el cuerpo contiene a la mente, que contiene al sí mismo y así sucesivamente". En la reflexología, a pesar de que el pie tiene partes (el futuro está en los dedos, en la planta el presente y en el talón el pasado), estas partes nos hablan tanto como nos habla el cliente con sus frases o actitudes y todo esto tiene que ser utilizado para leer el pie, pues estas partes nos van a hablar de un todo.

Los pies son un fiel reflejo del estado de salud general. Observándolo se pueden apreciar dolencias como artritis, diabetes, estrés y trastornos circulatorios. Estos muestran sus primeros síntomas en los pies.

Los dedos de los pies son más fuertes de lo que se piensa, ya que cada vez que el talón se levanta del suelo obliga a los dedos a llevar la mitad del peso corporal.

La palabra "pedicura" significa "cuidado de los pies" y la palabra "manicura", "cuidado de las manos". No sólo se refieren a recortar y pintar las uñas, sino al mantenimiento completo de los pies y de las manos.

Si usted padece de los dolores en los talones y en las plantas de los pies, ruede con los pies descalzos pequeñas pelotitas o naranjas y limones, y practique recoger canicas con los dedos de los pies una a una. Hágalo diario y pronto se compondrá.

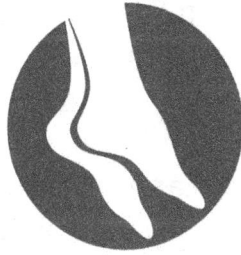

Preguntas que hago como terapeuta

Lo primero que le pregunto a un paciente es lo siguiente:

- ¿Desde cuándo no hablas con tus pies?

- ¿Qué dicen tus pies de tu mente
  y qué dice tu mente de los pies?

Esto lo pregunto con la finalidad de aclarar o visualizar o empezar a generar consciencia de lo que está pasando con tu persona y tu vida cotidiana. Es con la idea derrumbara una pared que no deja ver o no deja avanzar.

Una vez un paciente me dijo: "Desde que ando con una mujer que no es mi esposa empecé con el dolor al caminar y el doctor me dijo que me harían cirugía porque es un espolón el que me lastima y no me deja caminar".

Barbara Ann Brennan nos comparte en su libro *Manos que curan: Libro y guía de curaciones espirituales* que "puedes encontrar esta metáfora dentro y fuera de ti, no sólo en el nivel psicodinámico, sino también en los niveles espiritual y del mundo, puedes usarla como herramienta para la autoexploración y la propia curación. Puedes utilizarla como elemento que te ayude a recordar quién eres". En el caso de este paciente la metáfora es hacia dónde caminas.

Si los pies tienen problemas para caminar quiere decir que su comprensión se ha deformado y a menudo sienten que no tienen ningún lugar a donde ir. Los pies son una de las zonas más importantes a tratar dentro de cualquier método de curación; a través de ellos se eliminan las energías negativas, además de que producen seguridad y apoyo interno.

De acuerdo a James I. Kepner, *Proceso corporal: Un enfoque Gestalt para el trabajo corporal en psicoterapia*, en la "construcción del sí mismo no hay manera de que podamos hacer terapia Gestalt con proceso corporal sin haber creado para nosotros mismos una imagen rica y clara de nuestras propias vidas. El trabajo con el proceso corporal sólo puede surgir de un terapeuta que vive su propio proceso en el que uno de los conceptos centrales es la congruencia: congruencia entre lo que se expresa, por ejemplo, y la experiencia que se vive por dentro. Congruencia entre hacer y ser. Congruencia entre sentir y pensar".

También podemos retomar lo que dicen el *Kibalion*:

> *Los principios de polaridad encierran la verdad de que todas las cosas manifestadas tienen dos lados, dos aspectos, dos polos; un par de opuestos con innumerables grados entre ambos extremos. Las antiguas paradojas, que siempre han confundido la mente de los hombres, quedan explicadas si se comprende este principio. El hombre siempre ha reconocido algo semejante a este principio y ha tratado de expresarla con dichos, máximas o aforismos con los siguientes: 'todo es y no es al mismo tiempo', 'todas las verdades no son más que semiverdades', 'toda verdad es medio falsa'; 'todas las cosas tienen dos lados'; 'siempre hay un reverso para cada anverso'; 'todas las paradojas pueden reconciliarse'.*

Por ello es de suma importancia reconciliar la mente pensante con los pies andantes.

Según José Luis Marterell psicólogo clínico, profesor titular de la UNED, este se resuelve con la trasferencia y la contra trasferencia.

A lo largo del tratamiento de la reflexología aparece el fenómeno de la transferencia, considerando por Freud como un elemento fundamental del psicoanálisis. Es éste el proceso por el cual el paciente transfiere al analista ideas, sentimientos, deseos y actitudes que pertenecen a su relación con una figura significativa de su pasado (generalmente los padres). Es importante señalar que una característica esencial de la transferencia es su ambivalencia.

Freud distingue dos tipos de transferencia: la positiva, compuesta de sentimientos de ternura, y la negativa, compuesta de sentimientos de hostilidad. Para Freud, todo conflicto debe ser enfrentando en la esfera de la transferencia.

De este modo se puede considerar la transferencia como un proceso en torno al cual gira el tratamiento, según el modelo de los conflictos infantiles.

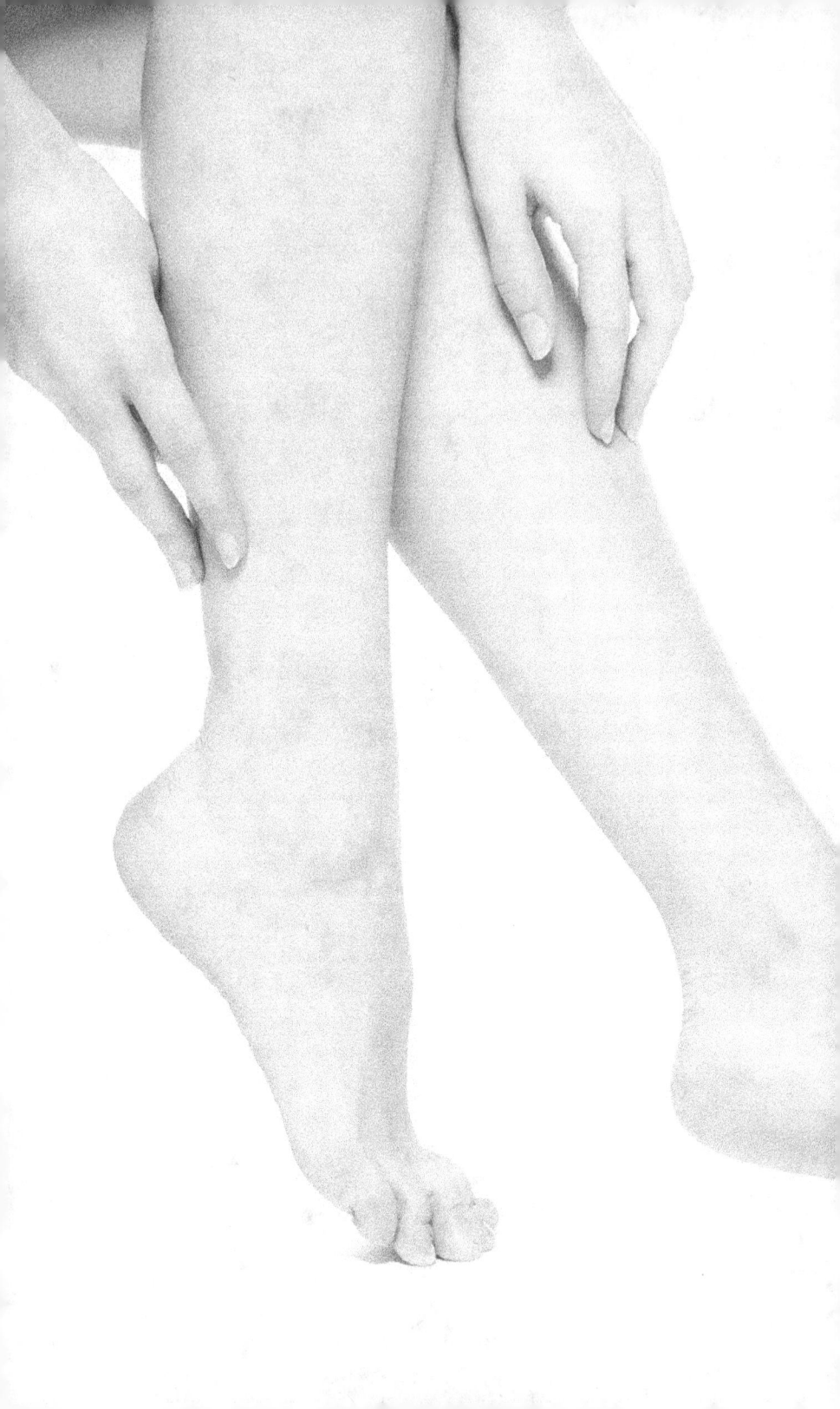

CASOS

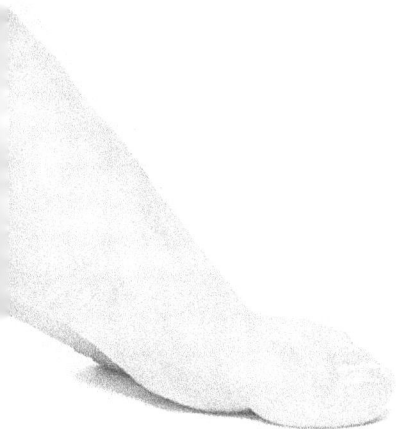

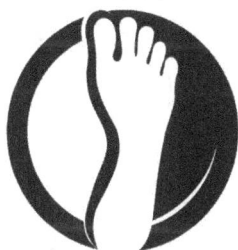

Pies de niño

Mis pies cansados necesitan un masaje, así que gritan, "¡Auxilio!". Están atados a unos zapatos que se sostienen con agujetas, maltratados de tanto caminar, así que los meto a una tinaja con agua caliente y sal de grano y cerveza.

Mis dedos están contraídos como los pajaritos que se sostienen en las ramas de algún árbol. *Miedo*, piensa mi cabeza, ¿miedo a qué? Sólo recuerdo que mi padre murió cuando yo tenía seis años.

Mis dedos parecen chícharos redondos y pequeños. La uña del dedo gordo del lado derecho crece lentamente y como enterrada y gruesa.

En el momento de ser masajeados, empiezo a reír.

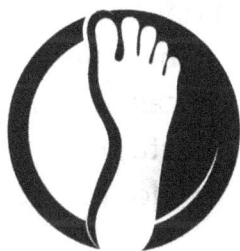

Pies de hielo

Tengo treinta y ocho años de edad y mis pies siempre han estados fríos. Cuando duermo tengo que ponerme calcetines y no toco el piso con mis pies descalzos porque entonces me da resfriado y ando mormada durante mucho tiempo, casi soy alérgica al frío.

Recuerdo que en mi niñez, cuando estaba en el kínder, la maestra me castigó en el cuarto frío y oscuro; le llamaban "la bodega". Para castigarnos a nosotros los niños (que nos portábamos mal) nos decían que era el "calabozo". Explícale a una niña de esa edad qué significa calabozo.

En la tina había agua caliente y tenía algunas plantas como menta, yerbabuena, cilantro y perejil. Mis ojos se llenaron de lágrimas cuando empecé a recordar lo que me había sucedido en el jardín de niños: la maestra me castigó en el cuarto oscuro, así que pataleé la puerta hasta cansarme y desde entonces creo que tengo los pies fríos.

Qué pasa, mi cabeza pregunta, *por qué si el agua está caliente al momento de meter mis pies se enfría como si tuvieran cubos de hielo.*

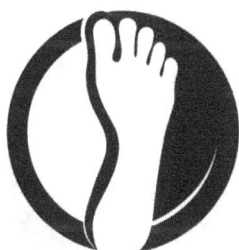

El miedo

No me explico por qué tengo los dedos encogidos como garras de pajarito queriéndose sostener de la rama.

Meto mis pies, como me indica la terapeuta, en agua tibia con flores amarillas. Ella les unta miel y me dice que me quede unos momentos así.

Mis ojos lloran. La terapeuta me pregunta si fui abusada sexualmente, y sí, por el hombre que me dio la vida.

Mis pies, con cayos en todos los dedos, sólo expresan el que siempre sentí por la persona que llamaba "papá".

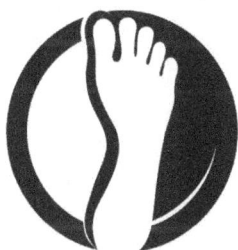

Pies que viven
en el pasado

Empecé a caminar arrastrando los pies, ya que el espolón en el talón de mi pie derecho me lastimaba y me dolía para caminar. Tengo cuarenta y cinco años.

La terapeuta me preguntó sobre la relación que tengo con mi padre y contesté es normal, "Bueno, fue normal, él ya murió".

Con mi madre no tengo relación alguna desde los doce o trece años que me salí de mi casa. Cuando era un niño la encontré con otro hombre en la cama donde se acostaba con mi padre. Entré de la calle donde me encontraba jugando con los vecinos, escucho ruidos en la recamara de mis padres sin tocar abrí la puerta. Y mi sorpresa me hizo salir de la casa y desde entonces no hay comunicación con ella.

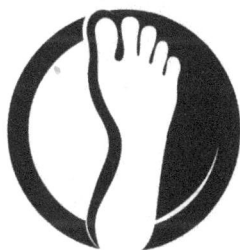

Pies avergonzados

Soy unos pies feos.

Mis pies me dan vergüenza, por eso siempre ando con calcetas. Aunque vaya a la alberca o a la playa, me dan vergüenza, no me gusta que me los vean.

Los zapatos me deformaron los pies; mi mamá siempre me puso huaraches porque los zapatos me apretaban o me quedaban grandes. Por lo que deduzco que todo se justifica con que los zapatos son los culpables de su malestar.

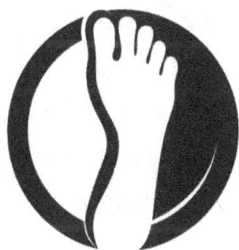

Pies que caminan

Recuerdo que mi padre me compró unas botitas y yo feliz porque creí que eran para proteger mis pies.

Cuando empezamos a caminar mi padre ato de la agüetas de las mismas botas y me las puso al hombro. Empezamos a caminar, teníamos que llegar antes de oscurecer al pueblo vecino. Me dijo, "Para que te duren más".

En este apartado hablaremos de los zapatos. Parafraseando a José María Amar en su libro *La apasionante historia del calzado*, el calzado es un complemento más es la esencia de los complementos del vestir.

La forma de caminar produce ciertos desgastes en unos lugares de la planta más que en otros. El calzado no sólo interesa al profesional, el zapato interesa a todo el mundo casi sin excepción, es una prenda sorprendente bella y atractiva desde cientos de puntos de vista que pueden ir desde los sentimientos de amistad y de odio, fetichismo, erotismo, profesionalidad, etc.

Se supone que el calzado como elemento de protección para los pies, es tan antiguo como la humanidad. Es decir que desde que el hombre camina erecto, debido a la necesidad de proteger sus pies de las inclemencias del tiempo, ha usado pieles de animales y enlazadas o sujetas a las piernas. El homo sapiens fue la especie que empezó a calzar lo que más tarde se conocería como zapato.

Cuando hice la pregunta a esta paciente, "¿Desde cuándo no tienen comunicación con sus pies? ¿Cuándo fue la última vez que se comunicó con su pie?", ella bajó la cabeza y sollozó.

Me dijo, "Nunca los he tomado en cuenta", así que propuse hacer una oración dirigida a los pies.

Tomamos la Biblia y dejamos que fuera Dios el que nos dirigiera lo que íbamos a orar.

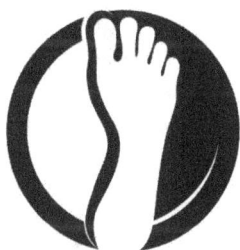

A mis pies

*Me perdono. Gracias Dios porque
me hiciste ser perfecta,
por lo que me hago responsable
de mi vida, de mi amor, de mi dinero,
de mi felicidad. Dios me llena el
corazón de alimento y alegría.*

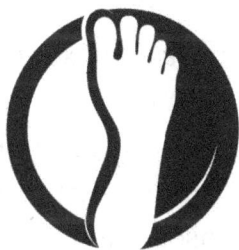

Una caricia que va directo al alma

Tengo cuarenta y cinco, mi pie izquierdo es frío. Sufro de colitis, gastritis, várices, etc. Perdí la alegría a los tres años, cuando vi a mi papá abrazando a otra mujer que no era su mamá y el papá le dijo que era un secreto, que no le dijera a nadie.

El pie derecho: juanete. Callo en el dedo meñique. La planta del pie siempre caliente.

Estoy viviendo con enojo porque me di cuenta de la traición de mi esposo y estamos en proceso de separación. Me cansan los pies y los siento calientes, los siento inflamados. No me gusta lo que estoy viviendo.

Hace siete años, para ser exactos en el 2015, que vine a terapia por primera vez, mis pasos me volvieron a traer. Recuerdo que, en ese entonces, me lavaste los pies con flor de buganvilia y trabajamos la tristeza. Ahora mis pasos me traen de regreso.

—¿Que ha pasado en tu vida?

—Estoy separada, sólo que el callo de mi pie derecho no se me quita y las uñas están quebradizas. Ahorita que venía se me bajo la glucosa; me compré unas galletas para sentirme bien.

Lavamos el pie con ruda, para cortar la energía, y con simonillo, que sirve para las personas nerviosas, con bilis, coraje y muina.

—Dime qué pasa con el futuro, ¿le tienes miedo? ¿Quieres hacer cambios en tu vida? ¿Qué te detiene? ¿Cómo está tu familia?

—Yo hubiera conocido a otra persona que no fuera mi esposo, pero mi mamá me prohibió que me relacionara con él y no le hice caso. Pasaron algunos días y la encontré con mi tío, hermano de mi papá, y no entiendo y no entendí por qué. Ahora vivo sola, estoy divorciada. Sí puedo estar bien con mi exesposo, es el padre de mis hijos y llevamos la vida en paz. Puedo ir con él a comer o salir con él, pero ya no me gusta su forma de ser, acumula muchas cosas en su casa y hay cosas que no me gustan. Yo estoy sola, quiero salir, pero quisiera salir acompañada. Ya puedo ir a comer sola, o salir de paseo, ir al cine.

Se dio masaje en la plata de los pies y los dedos con aceite de almendras.

—Me estoy dando cuenta de que no soy la única que está pasando esto… Eso me hace sentir menos lastimada, o más consciente de que tengo que continuar viviendo.

En los siguientes días recibí una llamada de la paciente y me dijo:

—Quiero decirte que el callo ya no me lastima. Se desinflamaron mis pies y ahora camino con más ligereza. Me siento tranquila y feliz.

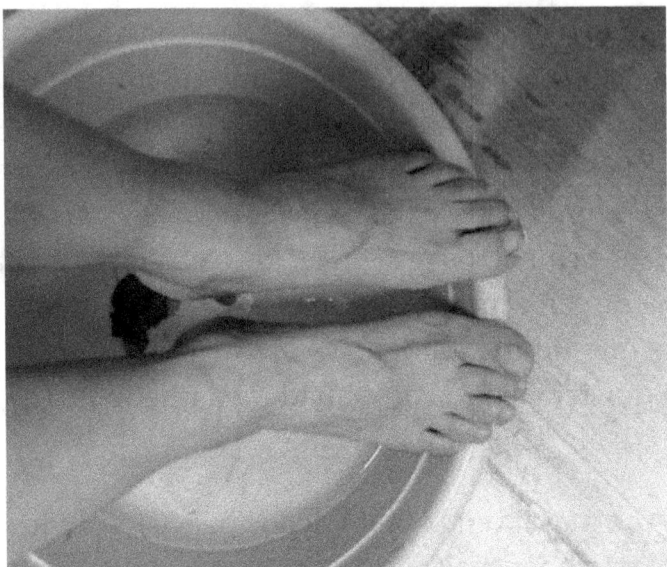

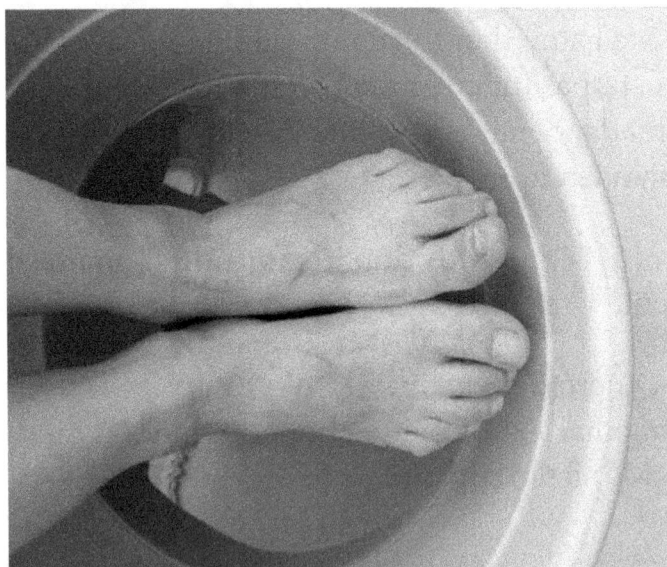

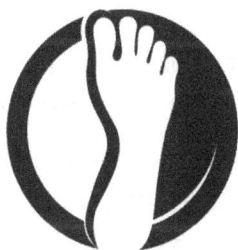

Pies sin pareja

Tengo cuarenta y ocho años de edad. Vengo a consulta ya que siento cansancio y padezco de miomas en los ovarios. Tengo callos en los dedos meñiques, un dedo gordo con hongos, y esto me entristece y me pone nostálgica.

La relación que tengo con mi sexualidad es normal, pero no tengo pareja, bueno, tengo pareja, pero es prestada, él es casado.

Con mi madre nunca hablé de sexo. Es un tema que no mencionamos. Lo que yo escuché es que un señor se la robó, pero no sé bien la historia.

A los treinta años tuve mi primera relación y me costó trabajo. Mi madre, ella decía que de la cintura para arriba no había peligro. Así que yo aprendí el arte de evitar que me toquen. Mi madre siempre uso la palabra "sucia".

No me siento agradable hablando de sexualidad. No es un tema que se use, así que no puedo hablar de las caricias, de los besos y de las palabras. Me estoy dando cuenta que mi mamá y yo tenemos problemas en los dedos gordos, uñas con hongos y quebradizas, y en el meñique un callo.

Me doy cuenta que tengo miedo, que soy igual a mi mamá de aprensiva, que peleo mucho. Me doy cuenta que la pareja de mi esposo no tuvo la culpa, me doy cuenta que…

La tercera sesión me he cachado en mis pensamientos. Cuando me cacho, cambio a pensamientos flexibles. Cuando me doy cuenta de que estoy preocupada vuelvo al aquí y al ahora. También observé que antes me cortaba la uña era dura y ahora ya no esta tan endurecida.

Fui a ver a la podóloga y se sorprendió que la uña ya hubiera sanado en cinco meses, ya que desde los quince años tenía la uña con hongos y no me crecía.

Me veo los pies y me digo a mí misma, *qué bonitos*.

A esta paciente se le lavaron los pies con agua de clavo, comino, canela y pimienta.

Segunda sesión se trabajó con vino tinto y pétalos de rosa.

Durante el tratamiento que se realizó con vino tinto y rosas se dio masaje en los pies. Expreso sensaciones agradables y se acomodó en el sillón varias veces. Dijo que el vino la hizo sentir de manera agradable. Los pétalos de rosa le parecían suaves.

La paciente pudo soltar y hacer cambios, relacionarse con su mamá, y mejoró su relación sexual con ella misma.

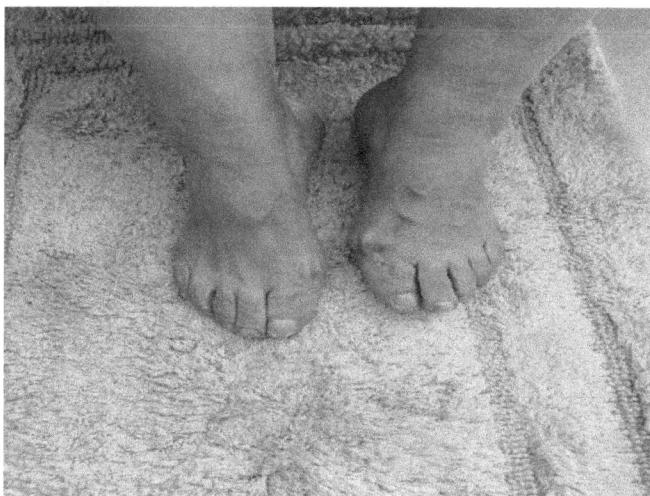

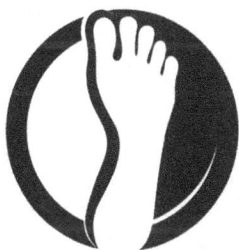

Pies culpables

Setenta y tres años de edad, mujer jubilada, ama de casa. El motivo de consulta es pies lastimados y uñas enterradas, callos en los meñiques, talón reseco. Esto expresa un pasado poco afectivo, un padecimiento u operación de hígado hace trece años o de la vesícula. También hay un bloqueo entre su pensamiento y sus pies porque le lastiman: no puede percibir el futuro ya.

Diagnóstico: sentimiento de culpabilidad

No regresó.

Tres sesiones de trabajo.

Terapia psicológica.

Hablar con sacerdote.

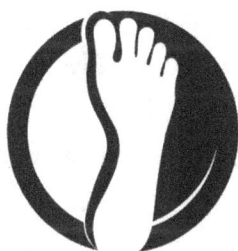

No me gustan mis pies

Treinta y cuatro años. Tengo de todo, me duele la espalda, el cuello, dolores de cabeza, oídos, las piernas, tengo problemas de matriz, miomas, quistes, hormonales, tengo ansiedad. Desde que me casé, no me gusta que me vean los pies. Tengo malformación.

No, nunca he tenido comunicación con mis pies porque están malformados. No me gusta que me los vean porque me ven raro y me incomoda. Vine porque creí que me iban a dar sólo masajes.

Cada dedo tiene un significado.

Los problemas en los dedos demuestran en qué área de tu vida debes relajarte. Cuando hay ira y temor tienen que ver con tu índice, es probable que haya algún problema con tu ego. El dedo pulgar está relacionado con tu intelecto y representa preocupación. El dedo índice representa egoísmo y temor. El dedo medio tiene que ver con el sexo y con la ira. El dedo anular representa tanto unión como tristeza. El dedo meñique tiene que ver con la familia y con fingir.

Cuando te enojas, detén el dedo medio y fíjate como se disuelve la ira.

Los dedos se relacionan con el futuro y representan los detalles menores de este.

A esta paciente se le dio seguimiento en cuanto a quistes y miomas, relacionado con el lado femenino. Puede ser que alimente una ofensa de algún compañero, un golpe para el ego femenino.

Se le recomendaron cinco sesiones de terapia o que fuera al psicólogo o con un sacerdote para que pueda desahogarse.

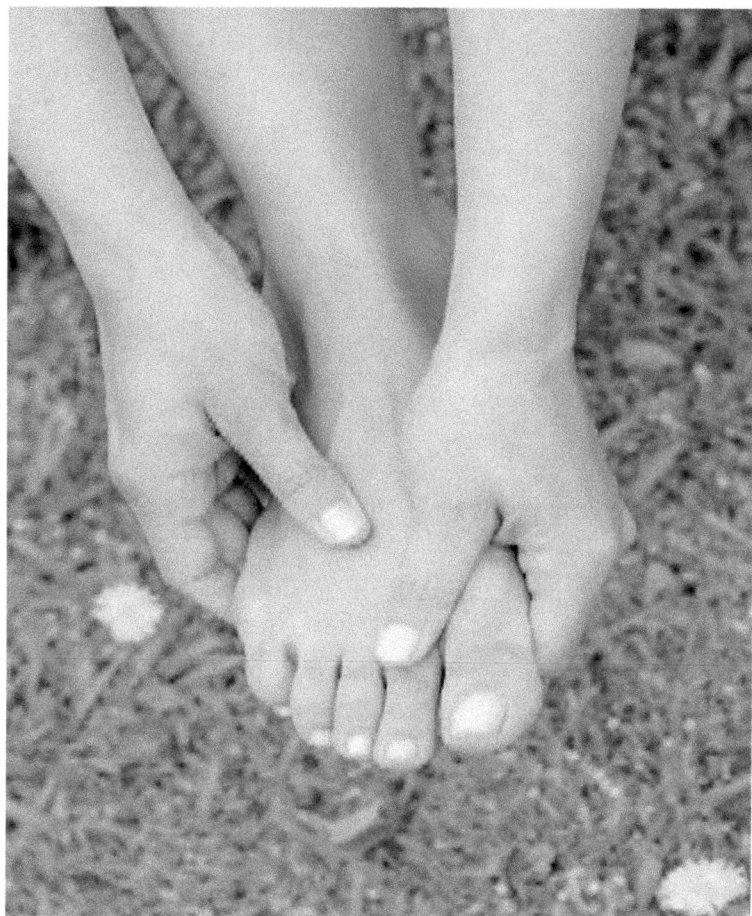

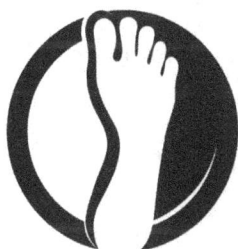

Miedo al fracaso

Vine por equivocación.

Voy a la clínica del ISSSTE. Le pregunte al chofer del transporte que si falta mucho para llegar a la clínica del ISSSTE y me dice, señalando, que, "hacia allá, todo derecho", sin embargo todo derecho no se llega más que al río.

Voy hacer un viaje, voy a ir al Canadá con mis hijos a trabajar, pero tengo miedo de fracasar.

Los pies se me ponen morados cuando toco agua, igual las manos con el frío. En el pie derecho tengo un juanete, en la planta de los pies tengo dolor

En este caso se dio masaje en los pies aplicando miel y canela. Durante el masaje, comento lo del ISSSTE. Me dijo, "Me van a sacar una placa porque me está saliendo un espolón en el pie derecho. Me salió hace meses y me lastima, pero ahora me empezó con dolor".

Se realizó tratamiento con canela y miel, se habló sobre lo que posiblemente encontrará al país donde va, la oportunidad de aprender otro idioma, de empezar una nueva vida.

Al terminar el tratamiento, me dijo, "Ya no voy a ir al ISSTE. Creo que sólo era psicológico el dolor".

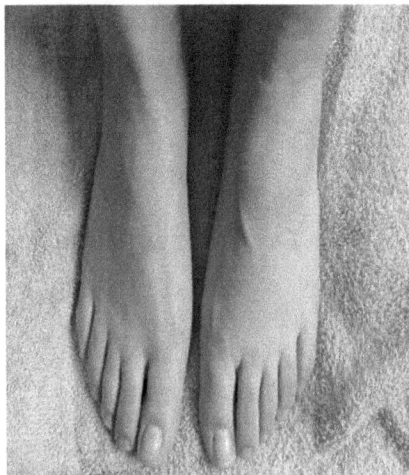

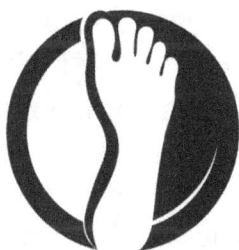

Pies adoloridos

Pie con callo en el dedo meñique, siente dolor, siente sufrimiento, angustia, estreñimiento, recuerda un pasado doloroso, tiene enojo porque no supo poner límites. Divorciada.

Se dio tratamiento de: baño verde con perejil, cilantro, yerbabuena, manzanilla para empezar sanación en cuanto al estreñimiento, y masaje en la planta de los pies.

Para dar seguimiento, se recomienda lavar los pies con claveles blancos y flores amarillas. En este caso se utilizó pericón, el color amarillo que nos sirve para recordar que se tiene que dejar los malos pensamientos, el blanco para ver la verdad y desterrar el dolor.

Menciona que se quedó enojada con el esposo, por lo que comía y que cuando se fue vomitaba todo alimento que se llevaba a la boca, por lo que empezó con el estreñimiento.

A través de mensajes me informa que ya no lastima el callo, y el estreñimiento se relajó y pudo evacuar.

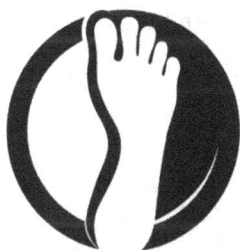

Preguntas frecuentes

—¿Cuándo no pones límites cómo te sientes?

—Cuando no pongo límites, me enfado conmigo por obligarme a estar en una situación que no me gusta; frustración y tristeza por no ser lo que espero de mí.

—¿Dime cómo abusaba de ti tu mamá?

—Nunca sentí que mi mamá abusara de mí. Pero muchas veces me sentí abandonada. Nunca hubo tiempo de hablar de lo que me pasaba, sentía que había muchas exigencias para que las cosas salieran de acuerdo a sus expectativas, que eran: tener buenas calificaciones, terminar la carrera, un buen trabajo, y todas esas ideas de lo que significa en la sociedad "estar bien".

—¿Fuiste enfermiza?

—No, no era enfermiza con mi familia de origen. Cuando me casé y empezó mi vida en pareja, todo el tiempo estaba enferma de todo. La alergia era algo muy marcado y recurrente.

—¿Por qué te casaste, aparte de estar enamorada?

—Me casé porque era lo que tocaba, es decir, ya había terminado la carrera, ya llevábamos tiempo de novios, y pues eso ya tocaba. Además que él era muy insistente en que estuviéramos juntos.

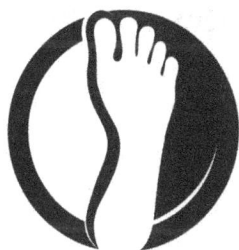

Una verdad no dicha

Pies fríos y rodillas rojas. Edad, veintitrés años, aunque parece de diecisiete. De apariencia masculina, cabello corto. Sin aretes, sin maquillaje.

Tiene un proyecto, poner un taller de cerámica. Necesita cincuenta mil pesos. En este caso se manejó con una idea de llevar a cabo este proyecto, por lo cual se trabajó con arena de mar, enterrando los pies en una tina llena. Después se realizó un lavado de pies con café.

Se recomendó hacer una tabla visionaria. También que buscara la forma de juntar ese dinero, y establecer metas de trabajo.

Próxima consulta en tres meses para dar seguimiento: agosto, septiembre, octubre.

No regresó a la sesión de trabajo, ya que, al final de la sesión, pensó en voz alta, *lo que pasa es que aborté*, sin darse cuenta que era un secreto bien guardado y no lo había dicho a nadie.

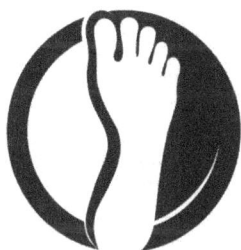

Pies perturbados

Pie derecho con espolón, uñas con hongos, sexualidad lastimada, enojo con su madre. Manifiesta que no puede avanzar, se siente atorado.

El espolón ya lo tenía desde hace mucho, pero no me lastimaba tanto, hasta ahora que engañé a mi esposa. Ella se enteró y me corrió de la casa. Desde entonces la relación con ella se volvió un infierno. Por qué me quedo, no me puedo despegar de la familia, yo todavía quiero a mí esposa.

Me lastima tanto, ya fui al médico y a la podóloga, pero sólo se calma la molestia y no se me quita; ya hasta arrastro los pies.

Al momento de hacer el masaje y lavar los pies, pregunto, "¿Tienes mamá? Quiero decir, ¿está viva, tienes relación con ella?"

Contesta, "Sí tengo, pero desde niño que me salí de mi casa no he vuelto a verla".

"¿Y eso por qué?"

"Porque cuando yo era niño la encontré en la cama con otro hombre que no era mi padre". El paciente se queda callado y dice, "No me gusta hablar de eso".

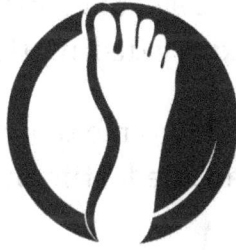

Pies indecisos

M e quedé como el perro de las dos tortas cuando, por correr por una oportunidad oculta, perdí una oportunidad real.

"La toma de decisiones para un proyecto es como cuando te decides por conquistar, es similar cuando conquistas a un hombre", escuché que me dijo el psicólogo. Quise decir que no creo en los hombres, pero me quede pensando, *¿por qué no creo en los hombres?* Será porque a los siete años vi a mi padre sentado en una mesa de una cantina abrazando a otra mujer.

Descubrí la traición, así que las relaciones las viví sin comprometerme con nadie para no sufrir.

Ahora que quiero hacer un proyecto de vida, no sé por dónde empezar, no sé lo que es el trabajo en equipo, no tengo ni siento confianza. Sin embargo, quiero alcanzar el éxito y disfrutarlo.

Los ojos de pescado no me dejan ver lo que tengo que ver con claridad me lastiman, no me permiten avanzar al futuro.

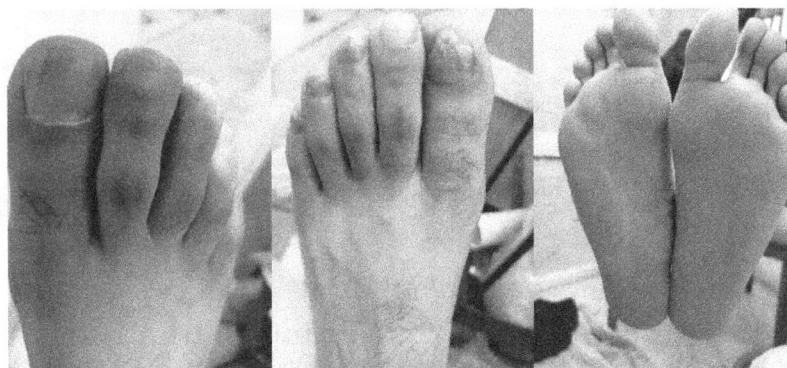

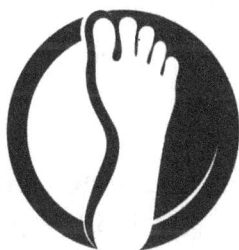

Pies deprimidos

Pies enfermos de depresión, cuarenta y cuatro años de edad y parece de treinta. Lo que quiero decir con esto es que está detenido en el tiempo.

Vino porque su hermana se lo propuso y ella está dispuesta a pagar la consulta.

Uñas lastimadas, lo que indica el miedo con el que ha vivido. Sufre del estómago, colitis nerviosa. No toma leche por la intolerancia a la lactosa. Tuvo una operación para remover una hernia hiatal. La planta de sus pies tiene resequedad en los talones, más en el izquierdo que en el derecho.

El pie derecho rojo: coraje intelectual (lujuria y vanidad).

Pie izquierdo color amarillo: bilis emocional o estomacal (arrogancia).

Todos sus dedos tienen hongos, más el pie izquierdo. Sin embargo, dice que todas las áreas de su relación están bien. La familia está bien, aunque está divorciado; su sexualidad está lastimada, demasiado dócil o tímido. Su orgullo u hombría lastimada. Vive en la casa de su mamá, no paga renta y come con su mamá. ¿Quién hace el aseo? ¿En dónde come? ¿La correspondencia a qué domicilio llega? ¿La hermana le resuelve sus gastos?

Diagnóstico: pies depresivos. Se darán 3 secciones de tratamiento en los pies y dos de psicoterapia para su seguimiento.

Bibliografía

Brennan , Barbara Ann. *Manos que curan: Libro guía de las curaciones espirituales*. Nueva Era.

Barrios, Enrique. *El maravilloso universo de la magia*. Editorial Sirio.

Hay, Louise L. *Tú puedes sanar tu vida* . Editorial Diana.

Chaín Ruiz, Fátima. Reflexología podal, "Avanzar Innovando", III Congreso Nacional, Asociación Andaluza de Matronas con la FAME.

Aun Weor, Samuel. *Tratado de medicina oculta y magia práctica*.

Kemper, James I. *Proceso corporal: Un enfoque Gestalt para el trabajo corporal en psicoterapia*. Editorial Manual Moderno: 2022.

Lezaeta Acharan, Manuel. *Medicina natural al alcance de todos*. Editorial PAX.

Le Breton, David. *Elogio del caminar*. Siruela: 2024.

Agradecimientos

Reconozco y agradezco a todos los que me antecedieron en la investigación y ahora sus conocimientos me sirvieron para reforzar la duda o sospecha e intentar dar un diagnóstico de sanación.

Reconozco a todos mis maestros, que sirvieron de transmisores y compartieron sus conocimientos. En honor a ellos y con gratitud infinita.

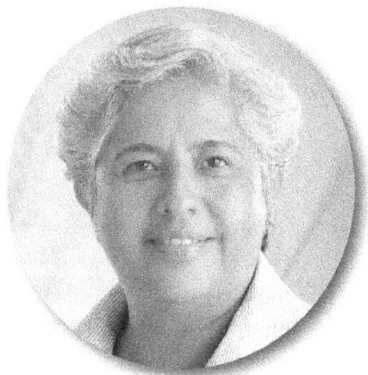

Acerca del autor

Leticia Medellín Fuentes estudió la Licenciatura en Psicología General en el Instituto de Estudios Superiores Matatipa en la ciudad de Tepic, Nayarit, y la Maestría en Psicoterapia Humanista en el Instituto de Estudios Superiores Carl Roger de la ciudad de Puebla. Nació en un pueblo llamado Calpulalpan, en el estado más pequeño de la República Mexicana, Tlaxcala.

Se dice que en Tlaxcala andan las brujas, y Leticia es una de ellas, una mujer de medicina que tiene treinta años trabajando con el temazcal terapéutico y utiliza las plantas medicinales para dar tratamiento holístico.

Es la quinta hija de nueve hermanos, esposa, madre, abuela y amiga, una mujer de espíritu aventurero. Le gusta estar rodeada de naturaleza, es generosa, empática y de escucha atenta: sabe ponerse en los zapatos del otro.

www.ingramcontent.com/pod-product-compliance
Lightning Source LLC
Chambersburg PA
CBHW052100270326
41931CB00012B/2838